中医灼灸学

田辉 潘晓海 潘凯 编著

吉林大学出版社
·长 春·

图书在版编目（CIP）数据

中医灼灸学 / 田辉，潘晓海，潘凯编著． -- 长春：吉林大学出版社，2021.4
ISBN 978-7-5692-8213-9

Ⅰ.①中… Ⅱ.①田…②潘…③潘… Ⅲ.①灸法 Ⅳ.①R245.8

中国版本图书馆CIP数据核字(2021)第077449号

书　　名	中医灼灸学 ZHONGYI ZHUOJIUXUE
作　　者	田辉 潘晓海 潘凯 编著
策划编辑	朱进
责任编辑	李欣欣
责任校对	刘守秀
装帧设计	王强
出版发行	吉林大学出版社
社　　址	长春市人民大街4059号
邮政编码	130021
发行电话	0431-89580028/29/21
网　　址	http://www.jlup.com.cn
电子邮箱	jdcbs@jlu.edu.cn
印　　刷	北京兴星伟业印刷有限公司
开　　本	880mm×1230mm　　1/32
印　　张	2.875
字　　数	90千字
版　　次	2021年4月　第1版
印　　次	2021年4月　第1次
书　　号	ISBN 978-7-5692-8213-9
定　　价	15.00元

版权所有　翻印必究

序

中医是基于实践的医学体系，因为它的治病方法绝大多数是来自日常的生产生活。在实践中发现能够缓解、治疗病痛的方法，有意识地进行总结成为各种治病方法，然后对治法出现的共性进行分析，归纳为各种独立完整的治疗体系。例如，在石器或者其他工具的使用中，因为无意的磕磕碰碰解决了部分病痛而诞生了砭石、针刺疗法；在烘火取暖时，因为身体局部表面的温暖缓解了病痛而诞生了烘烤、热熨疗法；而意外的某个点灼伤也能治疗一些病痛，从而总结出了灸疗法。针刺和灸法因为都以物理损伤刺激（现代医学称之为伤害性刺激）人体的某个靶点来治病，具有理论共性（穴位），于是形成了针灸。由此我们可以推测，灸是以灼烧为基础的，故《说文解字》将"灸"释为"灼也"，就是将艾叶、灯芯草和桑枝等燃烧的火头直接烧灼人体，刺激强度大、输入热量多。在唐宋以前以这种灸法为主，因为疗效好，所以在民间、宫廷都广泛流传。但是灼所导致的疼痛实在让人难以忍受，后世医家只能将火源与皮肤保持距离（悬灸），或者在中间隔上一层阻燃物质（隔物灸），变直接灼为间接灸。

如何才能既保持大热量、高强度的特点，又不损伤皮肤呢？庆幸的是我的学生田辉同志，用现代物理新技术革新了灸法，还原了灸灼的本质，故命名为"灼灸"。当然，随着现代科技的进步，会诞生越来越多的中医新技术，这也是中医传承、发展的必然趋势。

田从豁

2020 年 12 月 12 日

目 录

基础篇

第一章　关于灸法 …………………………………… 3

第二章　关于热疗 …………………………………… 12

第三章　灸的热传导 ………………………………… 14

第四章　合理应用热疗 ……………………………… 17

第五章　灼　灸 ……………………………………… 20
　第一节　灼灸的热力学作用 ……………………… 22
　第二节　灼灸的刺激反射作用 …………………… 24
　第三节　灼灸的灭杀清除作用 …………………… 25
　第四节　灼灸的损伤修复作用 …………………… 26

第六章　灼灸的手法 ………………………………… 27

第七章　灼灸的介质 ………………………………… 29

应用篇

第八章　灼灸的调理应用 ············· 33

第九章　灼灸应用问答 ··············· 59

第十章　操作时的注意事项 ··········· 80

参考文献 ··························· 83

后　记 ····························· 84

基础篇

第一章 关于灸法

中医治疗疾病的方法大多是来源于实践，人们在生活中发现能够缓解、治疗病痛的方法，然后有意识地进行经验总结，逐步形成了相对完整的治疗体系。例如，在食物尝试的过程中，有些食物能够减轻病痛，有些食物能让人中毒甚至丧命。在反复地尝试后，人们有意识地总结中药的药性、毒性，并运用于医学实践，神农尝百草的故事就是讲述这种实践过程的（图1-1）。在石器的使用中，石器与身体磕磕碰碰，也能缓解某些病痛；在受伤后按摩能减轻不适等，经过反复的总结，逐渐形成了砭石、针刺及推拿等治疗手段。

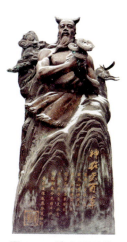

图1-1 神农尝百草

同样，灸疗法也是源于生活实践，源于对火的应用。

追溯历史，火的使用促进了人类从普通动物到高级动物的演变。原始人用火烧烤食物，熟食促进了人脑的发育，奠定了人类文明发展的基石（图1-2）。火的应用让人类可以更方便地获得外源性热量，用火取暖的同时也能缓解某些病痛，于是诞生了热熨疗法。在烧烤食物、烘火取暖的时候，人们难免被灼伤，但无意中的灼伤却缓解了一些病痛，不断的经历产生了经验，于是人类开始总结这些灼伤与治疗的关系，并有意识地应用这些经验，从此灸法诞生了，所以灸，又称"灸炳"，许慎《说文解字》释为"灼也"，即是以火烧灼之意（图1-3）。

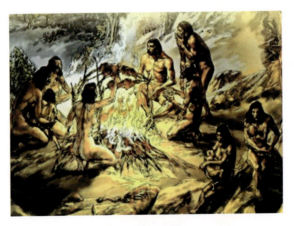

图1-2 原始人取火

有文字记载表明，用火直接烧灼皮肤的灸疗是物理疗法中最古老的方法。1973年，湖南长沙马王堆三号汉墓出土的帛书《足臂十一脉灸经》（图1-4）《阴阳十一脉灸经》，是现存记述灸法最早的中医文献，论述了十一条

第一章 关于灸法

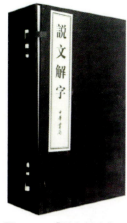

脉的循行分布、病候表现和灸法治疗等,其所提到的各种经脉病证以及心痛、癃、癫狂、咳血、耳聋、产马(马刀,即瘰疬)和噎等急难病证均可采取灸疗其所属经脉之法进行治疗。与其同时出土的《五十二病方》《脉法》,则详细记载了施灸的部位。如"久(灸)足中指"等。

图 1-3 《说文解字》

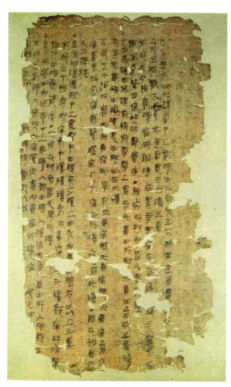

图 1-4 《足臂十一脉灸经》

在原始朴素的古医学时期，灸法的发展主要得益于燃烧材料的选择，在诞生之初，曾选用过树、草、竹等各种可燃材料，如桃枝灸、桑枝灸等。最后，艾叶、艾绒成了主要的施灸材料，因为艾绒易燃，火力温和、恒定、持久，所以使用得最为广泛，以至于艾成了灸的代名词，延续了几千年，一直到今天。

当然我们也可以说，艾叶的使用促进了灸法的普及，让灸法为中华民族的繁衍昌盛做出了巨大贡献。

回顾历史，在战国时期，使用灸治疗疾病已较为普及，《孟子·离娄上》记载："七年之病，求三年之艾也。"至隋唐时期灸法开始盛行，出版了不少灸法的专著，如《骨蒸病灸方》《新集备急灸经》及《黄帝明堂灸经》等，甚至在唐朝时还曾出现专门的灸师，如韩愈有诗为证："灸师施艾炷，酷若猎火围。"[1]到宋朝时期，灸法发展达到巅峰。不仅灸法专著不断出现（如《备急灸法》《灸膏肓俞穴法》等），而且上至皇家宫廷、下到普通百姓，都十分喜好灸法治病，几乎人人都认可这种既能防病治病、又可养生保健的医疗方法。所以，李唐还专门绘制了医师施灸画面——《灸艾图》（图1-5）。

第一章　关于灸法

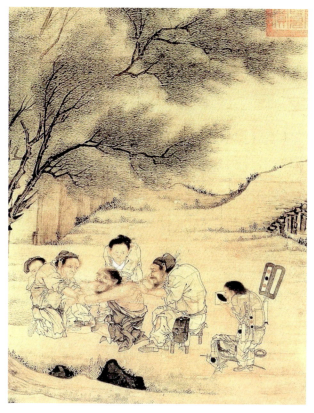

图1-5　灸艾图

另外，据《宋史·太祖纪三》记载："太宗尝病亟，帝往视之，亲为灼艾。太宗觉痛，帝亦取艾自灸。"意思是：太祖赵匡胤的弟弟赵光义生病了，赵匡胤急忙前去探望，并亲自灼灸，见弟弟饱受疼痛之苦，赵匡胤心有不忍，于是也给自己施灸，分担弟弟的疼痛。古人赞赏赵匡胤对弟弟的深情厚谊，于是用成语"灸艾分痛"来颂扬他的美德，赞赏兄弟之间的情分（图1-6）。

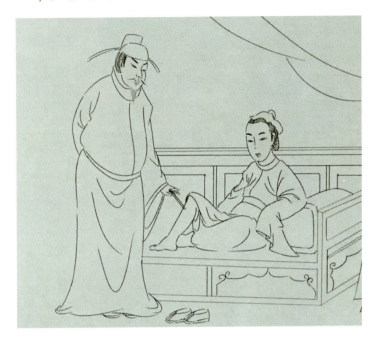

图 1-6 灸艾分痛

当然,从这个成语故事,我们可以想象到灸法在治疗疾病方面,一定有其独到之处,不然,作为皇亲国戚的赵光义拥有着当时最优厚的医疗条件,他生病了,如果有汤药或者其他方式方法能够解决,也不会选择被火烧火燎。当然,这也恰如后世医家李梴在《医学入门》中所述:"药之不及,针之不到,必须灸之。"

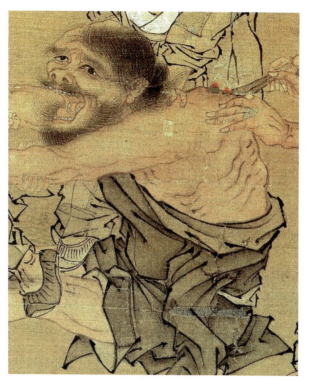

图 1-7 艾灸图（局部）

值得注意的是，在唐宋及以前灸法普及的时期，都是用的直接灸（用火直接烧灼皮肤），虽然疗效显著，但是施治过程疼痛难忍。如果我们局部放大《灸艾图》可以看出来，患者的表情可谓是呼天抢地。"灸艾分痛"的千古佳话说的也是两兄弟一起分担灸灼的痛苦。

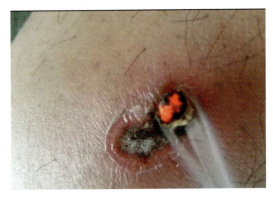

图1-8 直接灸图

笔者在小时候患病,由于医疗条件的限制,曾接受过灯草灸治疗。这种治疗就是将灯芯草点燃,直接点灼穴位。因为年代久远,病有没有治好已经不记得了,但是被烧得号啕大哭,至今记忆犹新(图1-8)。

也正是因为直接灸的痛苦难忍、施灸后甚至会留下灸斑,元朝以后,间接灸使用得多了起来。

所谓间接灸就是灸的热源不直接接触皮肤,或者是让热源悬在皮肤之上(悬灸),或者是在热源与皮肤间隔上阻燃物质(隔物灸)(图1-9)。

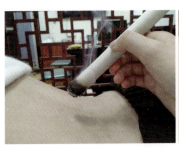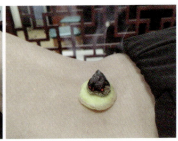

图1-9 间接灸

治疗过程变得舒适了，疗效是不是还一如既往的好呢？我们无法直接回答这个问题，但是至少在文学艺术作品中很少再看到对灸的描述。反而是唐宋及以前，直接灸的时代，从宫廷到乡野，灸法都非常普及，所以在医学著作、史学著作及书画艺术作品中，对它都有描述和刻画。当然，那个时代，灸法广泛应用的原因，肯定是它显著的疗效。

古代没有电视、报纸等媒体，能够打动人或者让人记忆深刻的事情只能是通过诗词书画、典籍著作等方式记录传播。

如果我们从这个角度去分析，间接灸的效果不如直接灸。一炷灼肤，疼痛立止。一次施灸，沉疴即除。灸，要凸显它的疗效，一定是需要类似直接灸这种刺激强度大，输入热量大的治疗方式。灸，灼也。灼才是灸的灵魂。否则，灸和热敷、热熨疗法有什么区别呢？

第二章　关于热疗

热疗，顾名思义就是对人体加热的一种治病方法。它可以通过两方面产生治疗效应。

第一，直接对病灶部位加热，根据病变组织和正常组织的耐受不同，实现治疗目的。

第二，是用高于人体温度的物质作用于体表皮肤，通过神经传导引起皮肤和内脏器官血管的收缩和扩张，从而改变机体各系统血液循环和新陈代谢，达到治疗效果。

灸是用燃艾或其他热源点灼或熏烤人体穴位。灸疗是将热疗法加载在穴位处，有经络穴位理论作为系统性的治疗指导。

对于用热治病，中国传统医学和西方医学有着几乎相同的认识。在数百年前，用热治病被认为是医生治病的最后手段。西医医学之父希波克拉底曾说："药物不能治愈的可用手术来治，手术不能治愈可用热疗来治，热疗不能治愈的就无法可治了。"[2] 意思就是热疗都治不好的，一定是病入膏肓，治不好了。说到"病入膏肓"这个成语，让我们来看看它的出处。病入膏肓出自《左传·成公十年》："在肓之上，膏之下，攻之不可，达之不及，药不至焉，不可为也。"这里的攻指的是灸，达指的是针刺。

第二章 关于热疗

病入膏肓了,灸、针、药都到不了,没治了。希波克拉底生活在公元前460年—前377年(图2-1),相当于中国的春秋战国时期,《左传》记录的历史止于公元前468年。难道希波克拉底读过中国的《左传》?当然这是不可能的。

无独有偶,在我国的中医古典著作《医学入门》中有描述:"药之不及,针之不到,必须灸之。"而在重洋之外的埃贡·利奥·阿道夫·席勒(奥地利军医)也曾继承祖师爷的思想说:"药不能医者,以铁治之;铁不能治者,以火治之。"[3]

在信息交流隔绝的古代,中西医认识的相同,完全来自医疗实践的经验总结,既是巧合,也是必然。

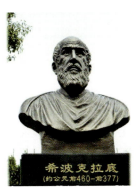

图2-1 希波克拉底雕像

第三章 灸的热传导

无论是灸疗还是热疗，都是将热能传递给人体，然后产生治疗作用的工作模式。

热是怎么传递的呢？物理学上早已有解释。

1. 辐射：物体之间利用放射和吸收彼此的红外线，不必有任何介质，就可以达成温度平衡。

2. 传导：物体之间直接接触，热能直接以原子振动，由高温处传递到低温处。

3. 对流：物体之间以流体为介质，利用流体的热胀冷缩和可以流动的特性，传递热能。

人体是固态物质，可以暂不考虑热对流，体外的热量要传递给人体，主要是以辐射和传导两种方式。

我们先来看看传导。热传导是由于大量分子、原子等相互碰撞，使物体的内能从温度较高部分传至温度较低部分的过程。热传导是固体热传递的主要方式。传递效率受各种物质热传导性能的影响，金属较好，玻璃、羽毛、毛皮等很差。直接灸、隔物灸、热敷疗法和热熨疗法主要是以传导来进行热传递。但是，人体皮肤的一个重要功能就是隔热保温，其实就是阻止热传导。人体就像是用皮肤包裹起来的保温杯，热要传导到体内，必须突破皮肤的屏障。

所以，传统的隔物灸、热敷疗法和热熨疗法等想要把大量的热传到体内是非常难的。直接灸是简单、粗暴地将皮肤破坏，才能将相对较多的热量导入体内，这也就是我们前面分析的直接灸疗效高于间接灸的原因。

我们再来看看热辐射，热辐射主要以物体间彼此对红外线的发射和吸收来完成热传递。悬灸就是用热辐射的方式给人体传递热能。我们用电炉取暖时，一张纸就能挡住电炉的红外辐射，所以，红外线辐射的穿透能力很差。躯体、四肢主干、经络穴位所需要的治疗深度是 20～40 mm（参考常用的针刺疗法），悬灸（艾灸）的热红外，也就只能深入皮下几毫米，所以，它的疗效有限，怎样才以能让灸热能深入人体内呢？我们的医生结合了针刺疗法可以深入人体的思路，在针尾加热，温针灸应运而生。温针灸又称针上加灸、针柄灸、传热灸、烧针尾、温针疗法，此法是将毫针刺入穴位以后，在针柄上插艾绒团或艾段点燃，通过金属针将热量传导入体内（图3-1）。

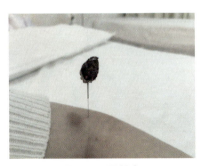

图 3-1 温针灸

实际上温针灸是把悬灸的热辐射改为了热传导，根据热传导方程，$dQ=-\lambda \times dA \times dt/dn$，式中 A 为导热面积，在其他条件相同的情况下，导热面积越大，导热效率越高。一根针灸针的面积，小得可怜，所以导入的热量也就微乎其微。同时，它也不是完全的无皮肤损伤，只是相比直接灸灼，损伤减小到可以忍受的程度。当然，这些方法也是限于当时技术条件的无奈之举。

第四章 合理应用热疗

虽然中外的医家都很推崇热疗,但人毕竟是生物体,不科学地对人体加热,不仅不能产生治疗作用,还会产生不良反应,甚至损伤人体。这一章,我们来谈一谈热的危害。

我们都知道,所有的生物组织都只适合在一定的温度范围内生存,人体的组织对温度的耐受是有极限值的,超过就会造成热损伤。人体表皮能够承受的极限温度是46℃,超过就会出现轻微的热损伤,持续2 s以上就会烫伤(烫伤皮肤的表现为红肿、发灰、起水泡)。实际上到42.5℃时,多数人就已经感到剧痛受不了,要逃离,这就是生物体与生俱来的保护机制,因为皮肤是人体首要的保护器官,热损伤最常见的就是皮肤烫伤。内脏耐受温度会比表皮略高一点,但当组织温度达到46℃时,就已经开始出现不可逆的损伤了。

高温所致的急性损伤,我们应该都很熟悉,因为我们都或多或少地经历过,如吃火锅、喝热水、炒菜溅油等。但是热还会对皮肤造成慢性损伤,这可能就鲜为人知了。慢性损伤主要来自长时间的亚高温(略低于急性损伤的温度)和红外辐射,为什么呢?因为皮肤、血管、肌肉和神经有热力弹簧特性。

钢丝弹簧具有的特性，我们在中学学过，或者生活中感受到过（图4-1）。有度的张弛力对弹簧是没有影响的，持续、过度的力，是有破坏性的。

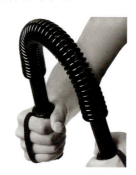

图4-1　钢丝弹簧受力

生物组织同样具有弹簧特性。例如，经常地看远看近，是视力锻炼，而长期地看近，晶体组织不能恢复弹性，就近视了。

生物组织除了具备上述弹簧特性，还具有热力弹簧特性，适度的冷热交替、让组织有度的张弛不会造成损伤，甚至是有益的，但是长时间处于亚高温状态，就会造成慢性损伤。国医大师邓铁涛老先生在谈及养生保健时就说过，他自己经常用略微感觉刺激的冷热水，交替沐浴，可有助于皮肤、血管保持和恢复弹性。这也是为什么严格的热疗、灸疗不会超过 50 min。

另外，基于红外线的治疗，在当前的社会上有滥用的趋势。已有文献研究表明，长时间、长期地接触红外线，会加速组织的老化（图4-2）。

第四章　合理应用热疗

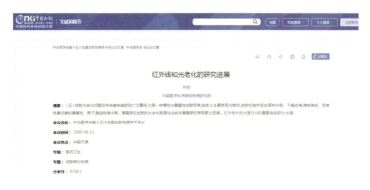

图 4-2　红外线和光老化

既然热有很好的治疗作用，又有一定的危害，那么如何扬长避短呢？其实我们弄清了热危害的特性，解决这个矛盾并不是难题。

1. 在给人体加热治疗时，避免长时间的高温刺激，最好用冷热交替的方式刺激（脉冲式）。

2. 避免皮肤长时间处于亚高温状态，每次不要超过 1 h。因为皮肤对温度比较敏感，人体为了避免冷热伤害，在与外界直接接触的皮肤上集中了更多的"温度传感器"。慢性热伤害，主要表现在皮肤上。而真正能够产生热治疗效应的，是皮下的肌肉、肌腱、血管、骨关节以及内脏器官等。所以我们在用热作为治疗手段时，一定要避免皮肤受热后产生高温，而更多地让皮下组织及内脏受热。简单地说，就是让皮下组织受热多于皮肤，才能让热既能有效地发挥治疗作用，又不伤害人体。

第五章 灼 灸

灼灸：通过采用一定的技术手段，将治疗所需的热量传递给人体，并能让热到达治疗靶点，升高靶点组织的温度，从而达到灸治疾病的目的。

目前，灼灸采用的技术手段是射频透热，射频是一种高频振荡的无线电波，根据电波的波粒二相性，也可以认为它是通过粒子流将热导入人体的。它的特点是输入能量巨大，能让组织产生治疗所需要的高温。它既还原了"灸，灼也"的高温本质，又不会带来皮肤损伤的痛苦，不再是"灸艾分痛"而是"灸灼分享"。

我们来看一看灼灸疗法与其他治疗方法的能量对比（图 5-1，图 5-2）。

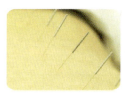
一次针灸输入能量不到 10 J

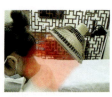
一次红外短波输入能量不到 100 J

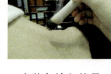
一次艾灸输入能量不到 50 J

图 5-1 能量对比

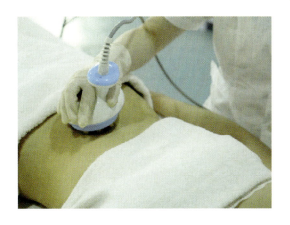

图 5-2 灼灸（每分钟输入 3600 J 能量）

射频灼灸技术原理：利用高频高能粒子流能量，作用于不同组织，能够在表皮温度不超过摄氏 42℃ 的情况下，将皮下及更深层的组织升温到 44～46℃，从而产生相应治疗效应。

也许读者会产生疑问，这么高的温度不会损伤人体组织吗？其实这个问题，在前面已有回答，因为不同的组织耐受的温度不同，尤其正常组织和病理组织间，温度耐受差更大。除此之外，不同的组织在受到射频电波的作用后，发热的程度也不一样。例如，温度越高的组织，对射频温度的吸收率越高。异常组织（脂肪瘤，乳腺增生组织，巧克力囊肿等）、所有有菌或无菌性炎症反应（炎症区）会比正常组织高 2℃（白细胞形成的战场高温），所以这些组织吸收率高、升温快。另外，组织间还因为有电阻差异，对射频吸收率也不同，升温的速度也不同（表 5-1）。

表 5-1 各组织对射频不同的吸收状态

各组织对射频不同的吸收状态		
组织	电阻（Ω）	电阻越小，对射频的吸收率越高，升温速度越快
表 皮	2000	
脂 肪	800	
乳 腺	400	

综合利用这些不同点，就能发现能够产生治疗价值的电波频率、强度、作用时间等参数。射频灼灸就是利用高频高能粒子流能量，作用于不同组织，能够在表皮温度不超过摄氏42℃的情况下，将深层组织升温到44～46℃，从而产生相应治疗效应。

灼灸的治疗作用机理，主要有以下四个方面。灼灸的热力学作用、灼灸的刺激反射作用、灼灸热的直接或者间接灭杀作用和灼灸的损伤修复作用，下面我们分别详细解释说明。

第一节　灼灸的热力学作用

灼灸的热力学作用，表现为受热后包括血液在内的多种体液、组织液等循环加快，血管、毛细血管的扩张等。

热胀冷缩、温度高的液体分子运动速度快，这都是基础的物理知识，但是它们却能解决很多健康的大问题。例如，骨关节，在25岁发育成熟后，血管完全退化，退行性病变从这个年龄开始，首先是关节出问题。因为关节最易受到外力损伤，而修复需要输入营养、排出垃圾，但是没有直接的推陈出新的通道（血液循环），只能依靠体液的自然渗透来完成，所以这类损伤修复漫长艰难。灼灸加热是最直接、最有效、伤害最小的解决办法，让屏障间隙热扩张，让体液快速流动。

另外，关节内的垃圾不能及时的排出，也会导致关节伤害。这个过程类似汽车需要换机油。

最常见的退行性疾病有：关节炎、颈椎病、腰椎病、肩周炎。

日本的石原结实博士强调，所有疾病的原因在于温度低，循环代谢慢，人体所产生的毒素、废弃物排泄不畅。

以炎症为例，包括有菌和无菌性炎症。如果代谢产物不能及时排出，它就成了反复感染的源头（图 5-3）。

加快血液、淋巴液等体液的循环，可以促进炎症代谢产物的排出，是康复的关键。

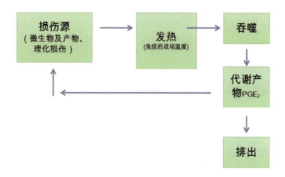

图 5-3　反复感染的源头

第二节　灼灸的刺激反射作用

刺激反射作用，简单地说就是施治的靶点与需要治疗的目标有时候不在同一个部位或者脏器。最典型的就是中医针灸，例如，牙痛针刺手上的合谷穴（中医俗语：面口合谷收），腰痛针刺膝关节后面的委中（中医俗语：腰背委中求）。

当然，不仅仅是中医，现代医学也有全息或者反射治疗。我们用一个有趣的故事来举例。

打嗝，在我们生活中很常见，但如果打嗝不止，就让人很难受了。一个患者连续打嗝 72 h，医生尝试了各种治疗无效，直至绝望，最后医生用手指深入患者肛门按摩其直肠，并进行缓慢的圆周运动，患者打嗝的频率立即开始减慢，并在 30 s 内完全停止了打嗝。这是一个真实的病例，这个医生是美国田纳西州杰克逊维尔市大学医院的弗兰西斯克·菲斯米尔，他在《内科医学年报》杂志发表论文详细介绍了这些神操作，他本人也因此获得搞笑诺贝尔奖，该奖看起来搞笑，实际上引人深思。

灼灸的反射治疗就是通过热来刺激特定部位，引起目标靶点产生相应的反应，来达到治病的目的。例如，感冒初起，鼻塞流涕，主灸大椎、风门、风府，立竿见影。不同于针灸的能量微小，需要把有效的能量集中在一个点上，即穴位（包括阿是穴），灼灸由于输入能量巨大，其作用范围是一个面，这个面，我们可以说是穴位区或者反射治疗区。灼灸的反射治疗，是基于中医针灸的经络穴位理论，在背部可以通俗地解释为各种脏器的反射治疗区(图5-4)。

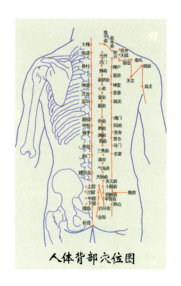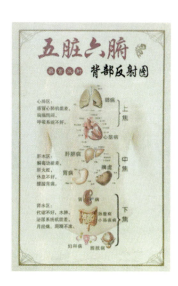

图5-4 各种脏器的反射治疗区

第三节　灼灸的灭杀清除作用

灼灸能够直接和间接灭杀各种致病微生物，清除病源性代谢产物。

1. 直接灭杀作用

太多的研究表明：热能直接消灭或者清除细菌、病毒等多种病原体，肿瘤等异常细胞，以及组胺、前列腺素等代谢产物。病原微生物、肿瘤细胞等在42.5℃时，开始死亡，而正常的体细胞45℃时仅出现代谢紊乱（可恢复正常）。

2. 间接灭杀作用

灼灸的间接灭杀作用，是通过免疫系统来体现的。病原微生物或者炎性渗出物、坏死组织都可以引起体温中枢主动调高体温（发烧），与之对抗。因为相对的高温环境，有利于免疫系统发挥攻击作用，如白细胞吞噬作用增强。已有研究证实：正常体温上升1℃，免疫力增强5～6倍。

第四节　灼灸的损伤修复作用

相对高温不仅能直接、间接地消灭致病源，还能够加快新陈代谢。温度每升高1℃，细胞代谢增加2.5倍，能加快损伤的修复和产物的排出。例如，人体在感染后的发热，既有利于消灭病源，又能加快修复。但是，人体发热是一场全员的战争，心率、呼吸、血液循环、肝脏解毒等各相关器官全体动员，增加了它们的负担，具有潜在的危险。例如，由发热导致的体温上升，体温每升高1℃，心率每分钟可增加18次左右，这无疑会增加心脏的负担。所以，对于一些局部的炎症，中枢不会轻易地调高体温进行战争总动员。

而用灼灸进行局部治疗，提高局部的温度，既发挥了高温的治疗优势，又不会给身体其他器官和系统增加负担。

第六章　灼灸的手法

推拿也是中医非常古老、经典的治疗方法，它也是通过经络穴位来调节脏腑各组织器官间的平衡，具有加速新陈代谢，修复各种损伤的作用，只是它的作用相对浅表。《素问·举痛论》曰："寒气客于侠脊之脉，则深按之不能及，故按之无益也。"所以将作用浅表的推拿与作用深层的灼灸融合，形成了对内疾外患的立体治疗体系。

灼灸融入手法，除了上述作用外，更主要的是继承回旋灸的治疗原理，避免持续热刺激，防止人体对热刺激产生响应疲劳，并预防慢性热损伤的发生。

传统的艾条悬灸，并不是把艾条架在人体上，一烤了事，而是像针刺疗法一样，需要加入一些手法，其中一种就叫"回旋灸"。所谓回旋灸就是让艾条的燃烧头围绕穴位区或顺时针或逆时针的旋转，看起来简单，其实具有很重要的意义。因为生物体具有热适应性，在某个温度环境时间长了，就不会再有温度刺激感应，例如，我们夏天从空调房间走到室外的瞬间，会感觉特别热，而在室外待上一会儿，就感觉没那么热了，这就是生物的温度适应性。回旋灸就是避免穴位部位产生温度适应性，同时，还避免了我们前面提到的，热对局部皮肤持续长时间刺激，容易产生皮肤慢性热损伤。所以，传统的医师在施灸时，会让艾条在穴位区域旋转，就是要让施治部位有温差，形成热脉冲，把艾条架在患者身上，一烤了之的施灸，并不能很好地发挥灸的疗效（图6-1）。

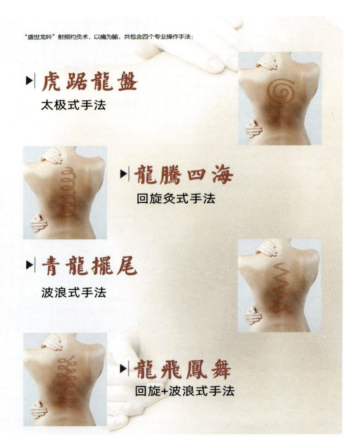

图6-1 灼灸的手法

第七章　灼灸的介质

使用灼灸仪进行灼灸时，还需要在施灸部位，涂抹一层介质，类似于我们做超声波检查涂的耦合剂。灼灸的介质具有以下几方面的作用。

1. 润滑作用

减少灼灸头与施治部位皮肤的摩擦，让患者在接受治疗时，感觉更舒适。

2. 散热作用

虽然皮肤比皮下及深层组织电阻大许多，灼灸升温速率慢很多，但是仍然会有升温，为了防止皮肤产生慢性热损伤，通过介质可以加大散热面积。同时，根据生物环境温度适应性的原理，结合回旋灸的操作方式，防止人体组织对温热刺激失去响应，仅在灸头所指的肌体深处产热，其他部位尽快散热，以产生最大的温差，获得最大的治疗效应。

3. 药理作用

灼灸的介质，还能加入中药（如艾叶、生姜等）的浓缩、萃取液，可以针对不同的疾病，设计不同的中药处方，以热促透皮的方式进入体内,增强保健、治疗效果,这一点与隔药灸的原理一样。所以,灼灸是目前唯一能将隔药灸、回旋灸有机整合的治疗方式。

应用篇

第八章　灼灸的调理应用

一、面　部

1. 调理部位：面部。
2. 调理穴位：迎香穴、颊车穴、四白穴、承泣穴。
3. 操作步骤：见表 8-1。

体质调理师在顾客平躺后，进行面部的清洁。

表 8-1　面部调理

操作步骤	第一步
部　位	双下巴打圈加热
功　率	45 W
圈　数	双下巴：10 圈 ×5 组；下颌骨来回推拉：5 次 ×5 组
操作步骤	第二步
部　位	下颌线打圈加热
功　率	45 W
圈　数	分三段做，5 次 ×5 组

续表

操作步骤	第三步	
部 位	整个面颊加热	
功 率	45 W	
圈 数	以嘴角为起点打圈加热，10 圈 ×5 组	
操作步骤	第四步	
部 位	假阳腮打圈加热	
功 率	45 W	
圈 数	以嘴角为起点向耳垂打圈加热，10 圈 ×5 组	
操作步骤	第五步	
部 位	法令纹加热	
功 率	45 W	
圈 数	以嘴角为起点向上打圈加热，10 圈 ×5 组	
操作步骤	第六步	
部 位	苹果肌定点加热	
功 率	45 W	
圈 数	苹果肌定点打圈加热，5 圈 ×5 组	

第八章　灼灸的调理应用　35

续表

操作步骤	第七步
部位	眼周、鱼尾纹加热
功率	45 W
圈数	以眼周内眼角为起点来回推拉，5次×5组；鱼尾纹以外眼角为起点向上打圈，10圈×5组
操作步骤	第八步
部位	额头加热
功率	45 W
圈数	以眉尾为起点向上打圈，10圈×5组

备注：1. 整张脸操作 30 min，半张脸操作 15 min；2. 以上加热八步走完，剩下时间做面部重点部位效果增强（假阳腮、法令纹、苹果肌）；3. 以上功率仅供参考，建议选择 60～80 W

灼灸完成后，用热水清洗残余凝胶。

4. 适应证：瘦脸，双下巴，皮肤松弛下垂，法令纹，痘痘；黄褐斑，暗黄肤质，肤色不均；毛孔粗大，敏感肌肤。

5. 建议周期：1 周 1 次，居家注意补水、防晒、抗皱。

二、眼　部

1. 调理部位：眼部周围。

2. 调理穴位：承泣穴、四白穴、瞳子髎穴、攒竹穴、睛明穴。

3. 操作步骤：见表 8-2。

表 8-2　眼部周围调理

操作步骤	第一步
部　位	太阳穴打圈加热
功　率	45 W
圈　数	10 圈 ×5 组
操作步骤	第二步
部　位	内眼角到外眼角来回推拉加热
功　率	45 W
圈　数	5 次 ×5 组
操作步骤	第三步
部　位	从外眼角到内眼角打圈加热
功　率	45 W
圈　数	10 圈 ×5 组

第八章 灼灸的调理应用

续表

操作步骤	第四步	
部 位	眉头到眉梢来回推拉	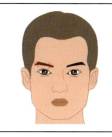
功 率	45 W	
圈 数	5 次 ×5 组	
备注：1. 眼周操作要注意手柄与皮肤的服帖；2. 加热功率以客户耐受来选择，建议选择 40～60 W		

灼灸完成后，用热水清洗残余凝胶。

4. 适应证：黑眼圈、鱼尾纹、眼部浮肿、眼睑下垂。

5. 建议周期：1 周 1 次，居家注意补水、防晒、抗皱。

三、颈　部

1. 调理部位：颈部。

2. 操作步骤：见表 8-3。

（1）选用加热模式，功率 60 W，涂抹介质，先小圈加热 5 min，再打大圈操作 8 min。操作顺序：从锁骨处开始，到颈斜肌末端结束。

（2）操作结束后，用热水清洁颈部介质。

表 8-3 颈部调理

部 位	从锁骨到下颌骨打圈加热	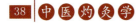
功 率	45 W	
圈 数	10 圈 ×5 组	

备注：选用二极加热模式，功率 40～60 W，涂抹介质，先小圈加热 5 min，再打大圈操作 10 min，操作顺序从锁骨处开始，到颈斜肌末端结束

4. 适应证：颈纹、颈部色素较多。

5. 建议周期：1 周 1 次，注意防晒补水、抗皱。

四、胸 部

1. 调理部位：胸部。

2. 调理穴位：膻中穴、乳中穴、乳根穴、渊腋穴、辄筋穴。

3. 操作步骤：见表 8-4。

操作前调理师可用手触诊，确定病变部位。

第八章　灼灸的调理应用

表 8-4 胸部调理

操作步骤	第一步	
部位	胸内上象限以膻中穴为起点向上逐点打小圈加热	
功率	45 W	
圈数	10 圈 ×5 组	
操作步骤	第二步	
部位	胸外上象限向上逐点打小圈加热	
功率	45 W	
圈数	10 圈 ×5 组	
操作步骤	第三步	
部位	胸外下象限向上逐点打圈加热	
功率	45 W	
圈数	10 圈 ×5 组	

续表

操作步骤	第四步
部 位	胸内下象限向上逐点打小圈加热
功 率	45 W
圈 数	10 圈 ×5 组

操作步骤	第五步
部 位	整个乳房打大圈加热
功 率	45 W
圈 数	10 圈 ×5 组

备注：1.胸部操作时间 30 min，半边操作 15 min；2.重复两遍走完以上 5 步，然后做异常腺体的重点加热；3.以上功率仅供参考，加热功率建议选择 80～90 W，根据胸部大小及客人耐受程度来选择

更换另外一只乳房，重复上述流程。全套流程结束后，用热水清洁乳房上的介质。

4.适应证：乳腺增生、结节，乳房下垂、松弛，乳房没有弹性，乳晕、乳头颜色偏深，产后妈妈乳房养护。

5.建议周期:1 周 1 次,10 次为一个周期,在家无须特殊护理。

五、腹　部

1.调理部位:腹部——任脉、带脉、肾经、脾经、胆经。

2.调理穴位:神阙穴、中脘穴、天枢穴、气海穴、关元穴、带脉穴。

3.操作步骤:见表 8-5。

表 8-5 腹部调理

操作步骤	第一步	
部　位	以肚脐为中心打圈加热,重点穴位加强	
功　率	45 W	
圈　数	10 圈 ×5 组	
操作步骤	第二步	
部　位	以中脘穴为中心,打圈加热,重点穴位加强	
功　率	45 W	
圈　数	10 圈 ×5 组	

续表

操作步骤	第三步
部 位	以关元穴为中心打大圈加热，重点穴位加强
功 率	45 W
圈 数	10 圈 ×5 组
操作步骤	第四步
部 位	整个肚腹打圈加热
功 率	45 W
圈 数	10 圈 ×5 组

灼灸完成后，用热水清洗残余凝胶，可做适当的调理部位的放松。

4.适应证：肠道排毒、身体湿气重（面部油光、肚子脂肪多、大便不成形）、便秘、月经不调、宫寒。

5.建议周期：1 周 1 次，做 10 次为一个小周期，在家无须特殊护理。

六、小腹部（男科以及妇科私密问题）

1.调理部位：腰骶部、小腹部。

第八章 灼灸的调理应用

2. 调理穴位：命门穴、腰阳关穴、肾俞穴、八髎穴、神阙穴、关元穴、气海穴、带脉穴。

3. 操作步骤：见表8-6。

体质调理师在顾客平躺后，中医推拿手法放松操作部位的经络以及穴位。

表8-6 小腹部调理

操作步骤	第一步
部 位	以八髎穴为中心打圈加热，重点穴位加强
功 率	45 W
圈 数	10圈×5组
操作步骤	第二步
部 位	以命门穴为起点，来回推拉两侧膀胱经，重点穴位加强
功 率	45 W
圈 数	10次×5组
操作步骤	第三步
部 位	以神阙为中心小腹部打圈加热，重点穴位加强
功 率	45 W
圈 数	10圈×5组

续表

操作步骤	第四步
部 位	以带脉穴为起点来回推拉加热，重点穴位加强
功 率	45 W
圈 数	10 圈 ×5 组
操作步骤	第五步
部 位	整个肚腹打圈加热
功 率	45 W
圈 数	10 圈 ×5 组

灼灸完成后，用热水清洗残余凝胶。

4.适应证：妇科问题：痛经、月经量偏少、经期提前或者推后、妇科炎症、盆腔积液、盆腔炎、腰骶酸胀疼痛、更年期提前、抵抗力低下、睡眠不佳；男科问题：前列腺炎。

5.调理周期：1 周 1 次，做 10 次为一个小周期，在家无须特殊护理。

七、上腹部（胃寒、消化不良）

1.调理部位：上腹部，背部（中焦）。

第八章　灼灸的调理应用

2. 调理穴位：中脘穴、建里穴、神阙穴、脾俞穴、胃俞穴。

3. 操作步骤：见表 8-7。

表 8-7　上腹部调理

操作步骤	第一步	
部　位	以脾俞为中点打圈加热，重点穴位重点穴位加强	
功　率	45 W	
圈　数	10 圈 ×5 组	
操作步骤	第二步	
部　位	以神阙为中心小腹部打圈加热，重点穴位加强	
功　率	45 W	
圈　数	10 圈 ×5 组	
操作步骤	第三步	
部　位	以胃脘为中心打圈加热，重点穴位加强	
功　率	45 W	
圈　数	10 圈 ×5 组	

续表

操作步骤	第四步
部　位	整个肚腹打圈加热
功　率	45 W
圈　数	10 圈 ×5 组

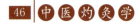

灼灸完成后，用热水清洗残余凝胶。

4.适应证：消化不良、胃胀、爱打嗝、口气大、胃下垂、腹泻、便秘。

5.调理周期：1 周 1 次，做 10 次为一个小周期，在家无须特殊护理。

八、背部——上焦、中焦、下焦

1.调理部位：背部膀胱经、督脉。

2.调理穴位：大椎穴、肩井穴、肺俞穴、脾俞穴、三焦俞穴、肾俞穴、腰阳关、八髎穴。

3.操作步骤：见表 8-8。

体质调理师在顾客平躺后，中医推拿手法放松操作部位的经络以及穴位。

第八章　灼灸的调理应用

表 8-8　背部调理

操作步骤	第一步	
部　位	以大椎为起点打圈加热，重点穴位加强	
功　率	45 W	
圈　数	10 圈 ×5 组	
操作步骤	第二步	
部　位	膀胱经来回推拉加热，重点穴位加强	
功　率	45 W	
圈　数	5 次 ×5 组	
操作步骤	第三步	
部　位	肩胛骨打圈加热，重点穴位加强	
功　率	45 W	
圈　数	10 圈 ×5 组	
操作步骤	第四步	
部　位	一侧膀胱经至八髎穴打圈加热，重点穴位加强	
功　率	45 W	
圈　数	10 圈 ×5 组	

续表

操作步骤	第五步
部　位	整个后背打圈加热
功　率	45 W
圈　数	10圈×5组

备注：另一侧背部使用第三步以及第四步手法打圈加热。由于整个腰背面积较大，可以一边做红做热后，再换部位，注意保暖

灼灸完成后，用热水清洗残余凝胶。

4. 适应证：背部脂肪较厚、身体怕冷、容易感冒、手脚冰凉、腰背冷痛、容易腹泻、免疫力较弱、强直性脊柱炎。

5. 调理周期：1周1次，做10次为一个小周期，在家无须特殊护理。

九、肩　颈

1. 调理部位：背部（上焦）。

2. 调理穴位：风池穴、百劳穴、大椎穴、肩井穴、天宗穴、肩贞穴。

3. 操作手法：见表8-9。

体质调理师在顾客平躺后，中医推拿手法放松操作部位的经络以及穴位。

第八章 灼灸的调理应用

表 8-9 肩颈部调理

操作步骤	第一步
部 位	大椎：向上定点打圈加热
功 率	45 W
圈 数	10 圈 ×5 组
操作步骤	第二步
部 位	督脉、膀胱经：来回推拉加热
功 率	45 W
圈 数	5 次 ×5 组
操作步骤	第三步
部 位	耳后到大板筋：推拉加热，重点穴位加强
功 率	45 W
圈 数	5 次 ×5 组
操作步骤	第四步
部 位	肩胛骨：打圈加热，重点穴位加强
功 率	45 W
圈 数	5 次 ×5 组

续表

操作步骤	第五步
部 位	肩胛骨缝：来回推拉加热，至肩井、肩峰处结束
功 率	45 W
圈 数	10 圈 ×5 组
操作步骤	第六步
部 位	整个肩膀打圈加热
功 率	45 W
圈 数	10 圈 ×5 组

灼灸完成后，用热水清洗残余凝胶。

4.适应证：颈椎疼痛、背部疼痛、肩胛骨疼痛、肩周炎、失眠、头痛。

5.调理周期：1周1次，做10次为一个小周期，在家无须特殊护理。

十、腰部——下焦

1.调理部位：腰部。

2.调理穴位：命门穴、腰阳关、肾俞穴、膀胱俞、八髎穴。

第八章 灼灸的调理应用

3.操作步骤：见表8-10。

体质调理师在顾客平躺后，中医推拿手法放松操作部位的经络以及穴位。

表8-10 腰部调理（一）

操作步骤	第一步
部 位	腰骶、八髎区：以臀缝为起点围绕八髎区打圈加热，重点穴位加强
功 率	45 W
圈 数	10圈×5组
操作步骤	第二步
部 位	尾椎向脊柱及两侧膀胱经来回推拉加热，重点穴位加强
功 率	45 W
圈 数	5次手法×5组
操作步骤	第三步
部 位	整个腰部打圈加热
功 率	45 W
圈 数	10圈×5组

灼灸完成后，用热水清洗残余凝胶。

4.适应证：腰肌劳损、腰椎疼痛、尾骶骨不适、体寒怕冷、手脚冰凉、产后腰痛。

5. 调理周期：1周1次，做10次为一个小周期，在家无须特殊护理。

十一、腰腿部 —— 下焦、腿部（膀胱经）

1. 调理部位：腰部、腿部（膀胱经）。

2. 调理穴位：命门穴、腰阳关、肾俞穴、膀胱俞、八髎穴、承扶穴、委中穴、承山穴。

3. 操作步骤：腰部25 min→腿部（肾经膀胱经）20 min（表8-11）。

体质调理师在顾客平躺后，中医推拿手法放松操作部位的经络以及穴位。

表8-11 腰部调理（二）

操作步骤	第一步
部 位	腰骶、八髎区：以臀缝为起点围绕八髎区打圈加热，重点穴位加强
功 率	45 W
圈 数	10圈×5组

续表

操作步骤	第二步
部 位	尾椎向脊柱及两侧膀胱经来回推拉加热，基础手法交叠，重点穴位加强
功 率	45 W
圈 数	5 次 ×5 组
操作步骤	第三步
部 位	两侧腿部肾经，膀胱经分别打圈加热，重点穴位加强
功 率	45 W
圈 数	10 圈为 1 组 ×5 组

灼灸完成后，用热水清洗残余凝胶。

4.适应证：腰肌劳损、腰椎疼痛、坐骨神经疼痛、尾骶骨不适、体寒怕冷、手脚冰凉、下肢冰凉、小腿抽筋、小腿疼痛。

5.调理周期：1 周 1 次，做 10 次为一个小周期，在家无须特殊护理。

十二、腿 部

1. 调理部位：腿部（外侧、内侧）。

2. 调理穴位：腿部三条阴经以及腿部三条阳经；穴位：风市穴、阳陵泉、足三里、丰隆穴、阴陵泉、三阴交、太溪穴。

3. 操作步骤：体质调理师在顾客平躺后，中医推拿手法放松操作部位的经络以及穴位（表8-12）。

表 8-12 腿部调理

步 骤	第一步	
操作手法	以风市穴为起点来回打圈加热，重点穴位加强	
功 率	45 W	
圈 数	10 圈 ×5 组	
步 骤	第二步	
操作手法	以外膝眼为起点，打圈加热膝盖，重点穴位加强	
功 率	45 W	
圈 数	10 圈 ×5 组	

第八章　灼灸的调理应用

续表

步　骤	第三步	
操作手法	以血海为起点来回打圈加热，重点穴位加强	
功　率	45 W	
圈　数	10 圈 ×5 组	
调理注意：根据顾客需求以及调理部位的大小，可使用二极探头操作		

灼灸完成后，用热水清洗残余凝胶。

4. 适应证：风湿性关节炎、膝关节疼痛、腿部冰凉、下肢水肿、部位肌肉拉伤、坐骨神经疼痛。

5. 调理周期：1 周 1 次，做 10 次为一个小周期，在家无须特殊护理。

十三、臀　部

1. 调理部位：臀部 —— 膀胱经。
2. 调理穴位：环跳穴、承扶穴、八髎穴。
3. 操作步骤：见表 8-13。

表 8-13 臀部调理

步 骤	第一步	
操作手法	臀底打圈加热，脂肪上推并塑形	
功 率	45 W	
圈 数	10 圈 ×5 组	
步 骤	第二步	
操作手法	臀大肌打圈加热，脂肪上推并塑形	
功 率	45 W	
圈 数	10 圈 ×5 组	
步 骤	第三步	
操作手法	臀中肌打圈加热，脂肪下推并塑形	
功 率	45 W	
圈 数	10 圈 ×5 组	

灼灸完成后，用热水清洗残余凝胶。

4.适应证：臀部下垂、臀部扁平没有弹性、臀部压迫性疼痛。

5.调理周期：1 周 1 次，做 10 次为一个小周期，在家无须特殊护理。

十四、手 臂

1. 调理部位：手臂内侧、手臂外侧。

2. 调理穴位：手臂三条阴经以及手臂三条阳经；穴位：肩贞穴、肩髎穴、肩髃穴、曲池穴、内关穴、支沟穴。

3. 操作步骤：

（1）体质调理师在顾客平躺后，中医推拿手法放松操作部位的经络以及穴位。

（2）操作步骤如表8-14所示。

表 8-14 手臂调理

操作步骤	第一步	
部 位	手臂外侧：以肩峰为起点打圈加热，重点穴位加强	
功 率	45 W	
圈 数	10 圈 ×5 组	
操作步骤	第二步	
部 位	手臂内侧：以天泉穴为起点打圈加热，重点穴位加强	
功 率	45 W	
圈 数	10 圈 ×5 组	
备注：一侧手臂做红做透后，换另外一侧调理。根据顾客需求以及调理部位的大小，可使用二极探头操作		

灼灸完成后，用热水清洗残余凝胶。

4.适应证：肩周炎、手臂疼痛、部位肌肉拉伤以及疼痛、腱鞘炎。

5.调理周期：1周1次，做10次为一个小周期，在家无须特殊护理。

第九章　灼灸应用问答

很多人经灼灸后"上火",身体出现酸、麻、凉、冷、出汗、恶心等,于是就开始怀疑是不是灼灸导致的这些问题,为什么灼灸之后不但没改善情况,反而出现这些不良症状呢?

由于每个人的体质差异有所不同,有的人灼灸后感觉很好,基本没有什么不良反应,而有的人则反应明显,且不断有各种反应出现。

接下来,跟大家分享一下常见的灼灸排病反应,如果你在灼灸之后出现了这些症状,请勿惊慌。当你看完我们的灼灸问答后,就不会因为灼灸出现的排病反应而心里没底了。

灼灸就像一轮小太阳,当它逼近你的身体,源源不断的阳气就输入到你的体内,就像一位武功高手将自己的内力传递给你,可能你会觉得很舒服,也可能会感到不适。不管出现什么样的情况,请你知道,你的身体已经对灼灸输入的能量作出了响应,由于每个人的体质不一样、经络的敏感性不同,灼灸响应也不同。绝大多数情况下,出现灼灸响应其实是在向好转的方向前进。

下面给大家详细解说每一种灼灸反应所代表的含义和

处理方法。

1. 灸后症状比之前明显

解释：首先说明这是好转反应。这很有可能是之前灼灸的时间或者灸量不够，或者身体太过虚弱所致。很多情况下，疾病的症状其实是正邪相搏的外在表现，如咳嗽、呕吐、发热等。正气太过虚损，正气比较弱，这种情况下，相应的脏腑器官是没有办法与病邪做斗争，所以症状表现不明显。在灼灸的温热刺激下，通过经络俞穴的传递，调整人体气机，一旦阳气提升之后，所在病灶正气增强，有能力与病邪抗争，这个时候才会出现灸感。

应对方案：当邪气排到体表时，可以在局部进行刮痧或者刺络放血，让邪气及时排出来。

2. 多年没出现的症状突然发作

解释：有些人可能以前患过某种疾病，治疗好了，可能很多年都没有犯了，一般都会认为自己已经好了。但有可能病根还没有去除。所以，灼灸一段时间，正气一足，以前的老毛病就犯了，我们也叫"勾病"，这就是灼灸在帮助身体去病根。

应对方案：注意休息，加强营养，继续灼灸。

3. 染 病

解释：是灼灸的一种排病反应，本身身体就可能已经有了一些慢性病，但身体没有表现出来。现在正气足了，有能力和病邪做斗争，就会以疾病的形式显现出来。

应对方案：由专业的灼灸师对新病进行配穴应对，就能顺利地度过各种排病反应。

4. 灼灸"上火"

解释：客观地说，灼灸"上火"是一种普遍现象，但并不是所有人都会"上火"，因为"上火"属于灼灸的一种瞑眩反应，即好转反应，也被称为排病反应，而灼灸后瞑眩反应有很多，如腹泻、症状加重等。

灼灸"上火"的原因还是有很多的。例如，灸的时间过长、灸量过大、配穴不合理、操作手法不合理……从体质上来说，阴虚体质、经络不通的人更容易"上火"。

应对方案：解决的办法有两种，第一是要滋阴，第二要引火归原。在专业医生的指导下，可以根据体质，服用一些滋阴药物，如六味地黄丸，每天早晚各吃一颗，然后再配合灼灸，同时，晚上用艾叶泡脚，加大引火下行的力度。另外，还可以用刮痧、拔罐、刺血的方法直接将余热泄出；或灼灸涌泉、太溪、足三里等下焦穴位达到引火归原的目的。

5. 灼灸后排尿多

解释：灼灸后排尿增多是身体毒素和寒邪从体内排出的一种重要方式。

中医讲："肾主水，司膀胱开阖"，如果把膀胱比喻为水库，则肾脏就是主管开合的闸门，如果肾阳不足，水液代谢就会失灵，蓄水池中有一点水就会打开，而灼灸培补肾阳之后，功能会跟着恢复，把体内多余的寒湿排出体外，正气与邪气相交，其功能也会受到影响，直到这种开合的能力完全恢复，尿频的症状也就消失了。

应对方案：

（1）肾虚患者，在原灸穴位上加肾俞等穴。坚持一周，尿频的症状就会有所减轻。

（2）抑郁症患者：可适当减少灸量和时间，或者暂时停灸，或者加上神门等安神的穴位。

（3）患有妇科疾病的女性：若灸了几天就出现尿频的症状，可在关元、神阙等穴位加强施灸，提升元气。灼灸之后最容易"上火"，所以这个时候可灼灸三阴交、足三里等穴。建议多吃山药、薏米等健脾祛湿的食物。

注意事项：使用灼灸调理的过程中，如果出现尿频的现象，只要坚持下来一定能见到效果。

6. 灼灸后发热

解释：发热是体内的正气和邪气做斗争的重要表现。几年前大家最熟悉的养生理念就是体温决定生死。小孩子为稚阳之体，所以容易出现高热，随着年龄增长，阳气越来越弱，各种亚健康和疾病症状也会随之出现，身体跟邪气做斗争的能力越来越弱，很难出现发热现象。应根据不同患者采取不同方案。

（1）先天阳气比较充足：人体阳气升发之后，寒邪被驱赶到足太阳膀胱经，表现出来的就是体温升高。

应对方案：在临床治疗的过程中遇到这种情况，通常会选择在膀胱经、督脉进行刮痧或者拔罐。如果选择拔罐就在内侧膀胱经定罐 10～15 min；刮痧一般以出痧为度，如果配合艾叶泡脚发汗，一次之后，这种热症很快就会退下去了。

（2）阴邪过重：在温度太高、正气不足的情况下，高热持续的时间会相对较长。

应对方案：可以继续灼灸，同时对身体进行辅助干预。

（3）宝宝发热应对方案：给宝宝多饮用温开水就可以。如果体温达到 38.5℃ 以上，那就一定要配合搓痧或吮痧的方法给宝宝泄热，一般会选择大椎、肺俞和身柱穴。

注意事项：在治疗的过程中，尽量不要用清热解毒的药物退烧，以防堵塞邪气祛除的路径。

7. 热感、走窜感

解释：灼灸穿透性比较强，具有透热、导热和传热的特点，会随着经络进行感传，有非常好的通窜功能。当出现走窜感之后，身体就会出现各种症状，有的人经络比较畅通，所以灸几次这种感觉就会慢慢出现。灼灸的通窜感还表现在"找病"上，当灼灸的热力渗透到相应的病灶，阳气充足了，身体自然会进行调整。如灼灸中脘穴，胃病患者肝区会感觉不舒服，但是又检查不出具体的疾病，其实这就是灼灸的通窜功能在起作用。

8. 灸后排汗

解释：灼灸后出汗对现代人是再好不过的养生方法了，人们居住在空调房中，该出汗的时候不出汗，直接导致寒气闭塞在体内，阳气受损，疾病丛生。现代人吃的食物含化学物质比较多,如人工添加剂、抗生素、药品残留等都会无形中损害自己的阳气。通过出汗可以促进毒素排除。灼灸后出汗是一种正常反应,如果感觉良好,那这种出汗对人体有很多好处,但如果第二天有虚弱的表现,就说明灼灸的量和时间太过了。灼灸有的人是全身出汗,而有的人是后背出汗。有的人则是灸的时间长了,灼灸的部位容易出汗。而阳虚比较严重的人,施灸的前几天很少出汗,正气足了,排汗功能恢复正常,外邪才慢慢通过汗液排出,这就是阳气不断提升的表现。这是因为每个人毒素排出的路径都不同的原因,一般毒素会从最虚弱的地方排出来。

应对方案:

(1) 配穴的时候要尽量配合太溪、足三里等下焦、滋阴的穴位。

(2) 一定要配合补血、健脾的食物,如山药、小米、红枣等补气养血的食物,防止身体太过虚弱。

注意事项:在灼灸治疗的过程中,如果出汗比较多,除了在方法上进行调整以外,一定要注意神的收摄。最好宁心静气,这样人体消耗的能量不会太大。

9. 灸后腹泻、肚子叫

解释:既然灼灸可以培补人体元阳,为什么还会出现腹泻呢?灼灸之后,阳气提升,会在体内运行,肠胃功能开始恢复,大肠的蠕动也会加强。阳气将脏腑以及经脉中的寒邪化开,被排出体外,这种方式可能是出汗,或者腹泻，或者排尿增多。如果腹泻，则一般说明肠胃有问题，阴邪化开之后就会以腹泻的方式表现出来，这就像雪化成水寻找一个正常的排泄途径一样。

应对方案：灼灸关元、足三里、神阙穴，培补元气，增强正气，使寒湿等外邪尽快排出体外。若因腹泻出现虚脱，同时伴有呕吐等其他症状，就需要配合一些药物调理。如果脱水，就要适量饮用糖盐水，可在温水中加入适当精盐和白糖。

注意事项：还有很多人，灼灸几次之后，肚子会咕咕叫，说明肠胃功能有问题，以胃、肠寒为主。这类人并非刚开始就有这种反应，最长的患者可能在灼灸1年之后才表现出来。这个时候，大家大可放心继续灼灸，只要坚持下来，把脏腑中的浊气排出体外，症状就会消失。

10. 灸后月经异常、白带异常、崩漏

（1）月经异常：灼灸在调理人体的过程中，也会消耗一部分人体津液，而如果人体吸收功能比较弱，或者补充的水液不足，人体此时气血就会相对偏弱，所以出现一些月经异常的假象。

应对方案：只要适当减少灼灸时间或者灼灸力度，灼灸前后适当补充温水，在饮食中适当吃一些山药等补益脾胃的食物，增加气血的转化，这种症状就会得到缓解。

（2）白带异常：女性会出现阴道炎、尿道炎或者出现阴部发痒、发红的症状。这是因为寒邪循经而走，经脉绕于阴气。阳气增强之后，阴邪被驱逐，正邪相争的过程中,细菌会暂时滋生,所以就会出现炎症。

应对方案:保持外阴干爽,多喝水,吃清淡食物。

(3)崩漏:卵巢囊肿属于寒邪凝滞于经脉,气机不畅,灼灸后阳气会将寒凝邪气全部都化开,以破裂出血的形式表现出来。

应对方案:科学的营养和合理的睡眠,同时可以做一些有氧运动。中医讲"动则生阳",气为血之帅,气行则血行,灼灸配合运动可以促进气血的运行,更有利于体内瘀血垃圾的排出和机能的恢复。

11. 灸后起红点、红疹,发痒

解释:灼灸可以培补人体阳气,待人体正气充足之后,在气机的鼓动下,体内的寒湿外邪被化开,就像我们打扫完房间需要把垃圾倒掉一样,这些垃圾毒素就会从皮肤和经络中排出来,其表现方式就是起红点、红疹,发痒,这都是排寒、湿、风等邪气的重要表现。

应对方案:脾胃功能相对较弱的人,灼灸的过程中,需要在脾俞、胃俞穴加强,同时适当食用山药薏米粥等补脾祛湿的食物。对于起红疹后不痒的人来说,只要坚持灼灸,提升阳气,红疹会逐渐消失的。如果痒得非常难受,可以立即灼灸,把已经返到体表的寒气、湿气、风气尽快排干净;另外也可以直接在患处涂上艾灰,很快就能起到止痒的效果。如果有专业灼灸人士操作就更好了,可以选择大椎、心俞、膻中、十宣等穴位,用三棱针进行点刺放血,每周一到两次,让病邪及时排出去,待症状缓解后及时停止。此时最好不用停止灼灸，否则会使病邪再一次入里，甚至会侵蚀脏腑。如果症状比较严重，可以在大椎穴、膀胱经俞穴进行放血。

注意：在此调理期间，要尽量保持清淡的饮食，保持愉悦的心情，忌食辛辣刺激食物。

12. 灸　花

有些人灼灸完后皮肤会变得红一块，白一块，呈花纹状，这是为什么呢？

解释：灼灸时间太长自然会留下灼烤的印迹，其实这种花斑与体质有重要的关系，有花斑的人多数体内寒湿比较重。

应对方案：经常露在外面的皮肤每次灸的时间不要太长，但为了健康，如果湿气比较重，不得不调养身体，每个穴位每天坚持灼灸 10～15 min，坚持下来，一般不会起花斑，而且也能起到非常好的调理效果。

13. 灸后失眠

解释：灼灸之后，人体阳气会上升，如果患者阴血相对偏虚，阳气在短时间内提升，相对于阴血就会过盛，所以精神会出现亢奋。如果灼灸患者体内邪气太盛，在阳气不足前邪气就会占上风，所以人体整体素质都会偏弱，但一旦正气提高，有能力和邪气作斗争，这个时候阳气就不会乖乖地受外邪的控制，起来反抗，这样也会容易引起灸后失眠的好转反应。这也是阴阳重新建立健康合作关系的过程。

灼灸后失眠和以前失眠不同，第二天不会感觉累。说明身体的正气增强了，失眠是暂时的。

应对方案：每次灼灸之后配合涌泉穴和太溪穴，一方面可以起到引火下行的作用，另一方面能够滋阴，可以帮助身体尽快调整到阴阳平衡的状态，失眠的症状会自然消失。

注意事项：灼灸后导致的失眠，只要确定不是疾病导致的，都属于正常现象，其作用机理和前面我们分析的其他反应是非常相似的。当灼灸通过经络、俞穴的刺激，在传热、导热和透热等热反应的作用下，起到了疏通经络、活血化瘀的作用，从而进一步调动了脏腑器官的恢复功能。

14. 灸后嗜睡、乏力

解释：灼灸后出现嗜睡，乏力，这是典型的浮阳归元的现象。正常情况下，人体是一种"阴平阳秘"的状态，从生理学的角度来说是一种内稳态，只有这样人体各项机能才能够相互协调，处于一个整体的平衡状态，否则就会出现一系列症状。人体阳气过弱，或者阴血不足时，阳气就会上浮，而灼灸通过对经络俞穴的调理，真阴就会上升，外浮的虚阳会被引下来，起到归元的效果。一方面这是身体的自然反应，身体进行自我调整的过程实际上是正气和邪气相互抗争的过程，而睡眠、休息可以帮人体提高免疫力，增强身体的抵抗能力，身体能够更快地得到恢复。所以，如果出现这种情况怎么办呢？方法很简单，跟着感觉走，想睡就睡。

15. 灸后抑郁、狂躁、易怒

解释：多见于经常生气，压力大的人体内的酸毒积累越多，代谢功能也会受到影响，灼灸一段时间之后，体内的阳气会上升，有能力将郁气排出体外，所以会以情绪的方式表现出来。例如，容易发怒，看什么都觉得不对，而且经常会感觉到悲伤，甚至会感觉到非常委屈，想哭；而邪气外出也需要一条出路，即有可能以打嗝的方式从上面排来，也可能会放屁。

应对方案：如果想哭，解决的办法就是发泄出来，可以哭。中医讲"肺主悲"，所以此时可以强化肺的功能，灼灸一下大椎、曲池穴，同时，刮拭肺经，重点以云门、中府、曲池穴为主。如果感觉抑郁难受，就立即点按太冲穴，还要配合刮拭肝胆经，如果有条件，可以从胸、胁开始自上而下进行。

注意事项：抑郁或者狂躁的时候，可以到环境比较好的地方散散心，把情绪发泄出来，一定不要闷在心里，防止气结在心，还要配合饮食调理，不要吃辛辣刺激性的食物，注意保养好脾胃，吃一些清淡的食物，保证充足的营养。

16. 灸后冒凉风、发冷

解释：灼灸后出现寒、热、酸、麻等感觉都被称之为灸感，寒湿重的人灼灸后最容易冒凉风，但是部位不同，一般人会从脚心、腿上、肩部、头部冒凉风，阳虚严重的人会感觉全身发冷。

应对方案：灼灸后出现冒凉风、发冷的症状，一定要特别注意保暖，还可以结合艾叶、生姜煮水泡脚，增强血液循环，加强灼灸冒凉气的关节部位，只要坚持下来，不仅症状会所有改善，整个人体的机能也会跟着提高。

17. 灸后起泡、疮

解释：灼灸后可能会起水泡和脓疱，其中水泡更为常见。出现这种现象有两大原因：一是操作时间过长或操作不当；二是身体湿气比较重。《小品方》中记载："灸得脓坏，风寒乃出，不坏则病不除也。"《针灸资生经》中也认为只有灼灸后出现灸疮，才能达到很好的效果。湿气重的人灼灸后最容易起泡，有时候会发现不知不觉就起泡了。这是寒邪向外排出的好现象，正所谓"泡破邪出"。

应对方案：对于一般水泡，可以任其自然干瘪，水泡比较大的，最好由专业人员操作，可以用一次性毫针从下方刺破，放出水液，不要擦破皮，碘伏外用，防止感染。刺破后继续选择温和灸，可以不用进行包扎，期间如果有脓水排出来，也属于正常现象，然后用医用棉签将水泡中渗出来的水液吸干净，一定预防感染。

注意事项：一般水泡是白色或者是略带黄色的透明状液体，如果发现水泡内的液体浑浊黏稠状则说明灸疮感染，要及时就医。

18. 灸后出现便秘

解释：如果命门火不足以化动下焦阴邪，真阳元气化施无力，寒极生热则会引发虚火，导致大肠主"津"功能太过，从而出现肠燥便秘。其次，人为地憋大便也会导致津液不足。这是因为排泄物在大肠内待的时间太长，大肠不断吸收津液，最终导致大肠干燥，这是人体自身原因导致的。再次，如果气血过弱，灼灸腹部的时间过长，同样会把"津液"烤干，最终导致的就是大便干燥。

应对方案：如果是因为操作不当导致的，一定要减少灸量，配穴中加入滋阴的太溪穴、复溜穴。还可以配合一些穴位按摩，长强穴就是不错的选择，这个穴位有助于人体气血升降，改变大肠的舒张及收缩情况，对便秘有很好的改善效果。每天先灼灸长强穴 20 min，然后再将双手搓热，顺着腰椎尾骨向下连续搓 100 下。

注意事项：如果是老人，特别是有心脑血管疾病的患者更要注意，防止因为便秘引发意外，家中可常备润肠丸等有润肠通便功能的中成药，出现意外情况要及时就医。

19. 灸后腹胀、打嗝、放屁

解释：灼灸后阳气提升，出现放屁、打嗝的现象也说明人体的肠胃功能开始恢复正常了。但并不是每个人灼灸后都会有放屁、打嗝的反应，如果正气不足，就会表现为腹胀，一般来说表明身体上虚下寒，如果能够及时将脏腑的邪气排出体外，就会感觉身体非常轻松。有些人灼灸后排出的屁特别臭，这就说明肠胃问题相对比较重。另外，肝、胆、胰腺等消化性器官有问题也容易出现这种排气反应，如果是寒性体质，放屁、打嗝的症状反应的就更为剧烈。

应对方案：这里提醒大家一点，无论是大小便还是屁，都是人体应该及时排出去的垃圾，此时可以用隔姜灸，同时配合自己的症状，如果是脾胃功能弱，就加上足三里、脾俞穴；如果是肝胆功能有问题，就配合肝俞、胆俞；肝气瘀滞就配合太冲穴。

20. 灸后血糖、血压发生变化

解释：灼灸之后出现血糖高，因为阳气上升，潜藏在体内的阴邪被化，返回到血管、脾肾脏腑器官的一种表现。这种变动可能会持续一段时间，直到体内的阴邪从深层逐渐沿经脉排出体外。

血压的升高也是灼灸后的一种好转现象，一般会与其他症状同时存在。灼灸后体内阳气增强，身体自我调整功能得到恢复，此时血压的升高也是生理所需的高度，大血管的血压会升高，有助于清除血管末梢的垃圾，同时也不会影响由毛细血管所主的人体组织其他功能。配合相应的调理方法，继续灼灸一段时间，人体就有能力将血压调整到符合人体正常生理需要的值。高血压与肾脏功能和失眠有着最直接的关系。

应对方案和注意事项：因为糖尿病患者的免疫能力非常低，伤口愈合能力差，所以要把握好时间和灸量，一定不要起泡。糖尿病患者本身消耗比较大，所以在做灼灸期间一定要配合充足的营养。

灼灸后血压不稳的情况，同时选择重灸，在配穴上一般会加上百会、涌泉、曲池和悬钟穴。这几个穴位不仅可以调理高血压，还可以改善睡眠，所以如果用灼灸调理的过程中出现血压不稳的现象，配合这些穴位，坚持几次，就会有明显的效果。

21. 灼灸后经脉痛、关节痛、全身痛

解释：灼灸之后，血液循环增强，如果经脉有瘀堵，就会出现轻微的疼痛或者跳动。另外，一般，伴有风寒、血瘀和气血不足这三类症状的患者，灼灸后最容易出现窜痛、跳痛、经脉疼痛和关节痛等症状，这表明经脉中的阳气得到了补充，正准备将邪气驱赶出去。

应对方案：想要缓解痛症，要加强对疼痛处即阿是穴进行灼灸，促进外邪的排出，痛症就会逐渐得到缓解。寒湿症比较严重，同时伴有风邪，则会出现游走性疼痛，刚开始可能是局部疼痛，灼灸后扩散至全身。例如，有的患者为了治疗胸背部疼痛，可能会有疼痛扩至胸背、肋骨等部位，最后会转移到四肢末端。要加强对膀胱经第一侧线（脊椎旁开1.5寸）、督脉和任脉的疏通，可以用刮痧板，也可以用手按摩。同时配合灼灸风门、风市祛风穴位，如果湿气重则需要加丰隆穴。

22. 灸后头痛

解释：如果一个人灼灸后忽然出现头痛难忍，他很有可能是因为体内的寒、燥、火、风等外邪太重了。灼灸可以为人体培补元气，在用灼灸调理的过程中，阳气充足，有能力与邪气对抗。气具有走动、向上的特性。如果邪气被驱赶循经上头发出来，就会出现后头痛、头顶痛、偏头痛或者前额痛。

应对方案：可以用刮痧板在头部膀胱经、背部膀胱经第一侧线进行刮痧，温通督脉，活血化瘀，使邪气尽快排出体外。同时配合灼灸肾俞、命门、风池穴，晚上用桂枝、生姜泡脚，提高身体整体机能，有利于寒气排出体外。

有效且快速缓解头痛：直接用刮痧板沿着头部几条经络进行刮拭，或者用五指梳理头部。一来可以促进血液循环，二来能够疏通头部经络，无论是什么原因导致的头痛都能起到暂时的缓解作用，待外邪被祛除出去之后，头痛自然就会缓解。

23. 灼灸后流鼻涕、打喷嚏、鼻塞

解释：灼灸后阳气增强，气机鼓动，体内的阴邪被正气化开，被驱逐出体表。肺开窍于鼻，肺位于人体上焦，功能过弱，阴邪会大量聚集，一旦阴邪被化开，为了对抗外邪，上焦真阳就会被大量消耗，导致肺气不足，肺功能会暂时受到影响，就会出现鼻塞、流鼻涕的症状。

打喷嚏有两种情况：一种是人体的自我保护功能启动，与外邪相争就会出现打喷嚏的症状；另外一种则是身体的好转反应。

应对方案：灼灸后出现类似感冒的症状，只要坚持灼灸大椎、天柱，同时用刮痧板疏通足太阳膀胱经、手太阴肺经，一般坚持一天，待阳气充分调动后，这种症状自然会消失。

24. 灸后头晕、恶心、呕吐

解释：灼灸后有些人会出现头晕的症状，可能还伴有纳呆、乏力等不适。这通常因为患者经络瘀滞比较严重，加上灼灸具有炎上的特点，所以会聚集在头部引发头痛。

应对方案：可以减少上焦灸量，先灼灸下焦穴位，待下焦疏通之后再灼灸上部，持续两天再观察效果。同时可以配合头部督脉、膀胱经、胆经进行刮痧。

25. 灸后浮肿、排尿困难

解释：患者排尿困难，说明灼灸后阳气迫湿邪外出于体表，足太阳膀胱经的功能受到阻碍，而膀胱的主要生理功能是贮尿和排尿，此时它不能正常发挥作用，就会出现排尿困难的症状。

应对方案：重点灼灸中极穴位，排尿会增加。如果仍无改善，可由专业的中医师配制中药进行调治，一般症状在几天内就会消失，之后再继续灼灸就可以了。水肿与脾、肾、肺三脏功能有很大关系，平时要加强对脾、肾、肺这三脏的养生保健。

26. 灸后遗精

解释：灼灸后出现遗精，这是因为体内正气增强后，会将因房事过度、意淫、手淫或生殖系统疾病导致的败精排出体外。也就是排出来的都是过去体内产生的垃圾，这样有利于新的精液生成。

应对方案：肾衰患者，采用的就是中药配合灼灸进行综合治疗。灼灸肾俞、气海穴，待阳气恢复后再灼灸关元、命门等培补元阳的大穴。如果患者伴有脾胃功能弱,特别是脾阳虚,建议减少灼灸的穴位及时间,坚持循序渐进的原则。在此期间,尽量保持清淡的饮食,坚持早睡早起,适当参加慢跑、瑜伽等有氧运动。

27. 灸后皮肤灼痛

解释:灼灸的总体原则是以有温热感、不出现灼痛感为宜。可是有人在灼灸的过程却感到火辣的灼痛感,这是为什么?

第一种情况:如果距离和灸量都合适,依然有灼痛感,可以考虑换一个施灸的部位或重新选择穴位。

第二种情况:灼灸热力比较旺,可以将能量值调低一点。

第三种情况:灼灸后施灸部位出现灼痛感,有些是病理反应,特别是有些疾病本身就有痛症,在刚开始灼灸时会有痛感,当皮肤适应之后,痛症就会消失。

第四种情况:还有些是操作不当引起的,多是因为灼灸的时间太长,热力太大导致的,可以适当减少灼灸的时间。

28. 灸后动、酸、麻、胀、痛、痒、重

解释:灼灸一段时间后感觉到穴位深处有响动或者病变部位出现动感,我们统称之为"动感",这说明身体的正气得到充足的提升后,瘀滞的经络得到疏通,会随着此灸感的出现而痊愈。预示疾病在逐渐好转。一般不需要特别处理。

灼灸后感到酸痛，一般以四肢、后背、经络最为常见。如脾胃功能弱的人在灼灸后可能会出现腿部胃经酸胀感或者伴有重感，因为足阳明胃经为多气多血之经，如果脾胃出现问题，则气血供应不足，代谢能力减弱，经络就容易出现流通不畅，但瘀滞还不是特别严重。

应对方案：此时最好配合刮痧、按摩的方法疏通经络。可以先用双手拇指逐条交替划动胃经及脾经，找到相应的结节点或者酸胀感比较重的部位加强疏通或者按揉，慢慢会发现胀痛感逐渐减轻。若酸感症状比较重，同时增加中脘、足三里、脾俞、胃俞和三阴交这些调理脾胃的穴位，适当增加食用山药、红枣和豆类等补充气血的食物。灼灸后麻感比较明显，特别是四肢以及四肢末端最常见，说明经络相对比较畅通，但正处于气到血未到的阶段。如果出现手足发麻的刺痛感，是因为阳气上升后，原来闭塞的经穴打通，气血运行加快，体内的垃圾和毒素加快排出体外，这个过程中就会出现手足发麻的感觉。所以要加强疼痛部位的按摩及刮痧，同时配合灼灸，直到刺痛感觉消失，此时配和刺痛区域所在经络的按摩效果更好。灼灸后出现痒症比较明显，说明体内湿气较重，如果伴有动感，也表明疾病正在趋于痊愈。可以用艾叶、花椒、生姜泡脚，每天进行 20～30 min，帮助排出体内寒湿，灼灸时可增加丰隆、脾俞施灸的时间。在饮食方面，可适当食用薏米红豆粥等祛湿健脾的药膳。

29. 胃反酸

解释：有些患者反应灼灸后胃会反酸，通常这种症状不会单独出现，还会伴有胃胀等症状，这和患者的体质有着重要关系，一般来说这类患者平时有胆火旺盛、胃阴虚的症状。因为胃炎等疾病导致的反酸酸气会向上走，但灼灸后导致的反酸酸气可能会向下走。

应对方案：在临床中只要将足三里换成阳陵泉继续进行灸，既能消除反酸症状，还能保证效果。调理的过程中要少食多餐，保证营养的同时，饮食要清淡。

30. 有些人一灼灸就会恶心、呕吐，这是为什么？

最常见的原因有以下四种。

第一种是阴邪困脾胃。如果脾胃功能比较弱，或者多有寒湿，灼灸之后体内阳气上升，相关脏腑的阴邪被化开，顺着脏—腑—阳经的路径排出体外，阴邪可能会困住脾胃，导致脾胃功能下降，脾胃腐蚀水谷、运化功能下降，就会出现不想吃饭，恶心、呕吐的症状。

应对方案：加强在中脘、足三里、脾俞、胃俞的灼灸，尽量缩短邪气在体内停留的时间，让其尽快排出体外。根据临床经验，灼灸后导致的恶心、呕吐一般不会超过半个月，最长十几天这种症状就消失了。

第二种是自身体质的问题。如果是阴虚体质，灼灸后阳气上浮，就会出现头晕、恶心。

应对方案：多配合肾俞、太溪、足三里等滋阴穴位，同时减少灸量和时间。下焦的时间可长一点，灼灸上焦，每个穴位时间尽量保持在 $5 \sim 10$ min 即可，如果没有明显难受的症状再继续进行灼灸。同时，要保证充足的睡眠，尽量在10点之前就进入睡眠状态，有利于阴血的生成。一日三餐保证营养齐全，以五谷、蔬菜为主。

第三种是操作不当。如过饥、过饱后灼灸，气血循环增加，会将胃部的气血调动起来，影响胃的消化功能，从而产生恶心、呕吐的症状。

应对方案：可以按摩头部经络，缓解症状，第二天减少时间，或者灸量。如果症状有所缓解，逐渐调到适合的灸量和时间，待身体完全适应后，再恢复即可。

晕灸也会出现头晕、恶心、呕吐的症状，多发生在患者第一次灼灸的时候，特别是体质比较弱、过饥、过饱、过于紧张的人容易出现。

应对方案：要及时停止施灸，让患者平卧，点按内关穴。如果是因为过饥导致的就要及时吃点甜食。另外，对于体质比较弱和精神疾病患者要减少火力和灸量。

31. 灸后流鼻血

解释：说明肺、肝功能下降或者出现异常。中医认为，如果气血上逆就会出现鼻子流血。此时，通过眼底也能观察出来，一般都会出现带血或者出血的现象。如果患有鼻炎等鼻部疾病的患者也会容易出现流鼻血的症状。

应对方案：无论有肺部、鼻部相关的疾病史还是本身就容易上火或者有流鼻血的经历的患者，在灼灸期间一定要注意保持清淡的饮食，灼灸上焦穴位的时间和灸量要控制好，这样才能避免流鼻血的症状出现，也能让鼻部疾病得到更好的护理。

第十章　操作时的注意事项

一、灼灸的禁忌

治疗前首先询问患者病史及家族病史。以下情况为灼灸的禁忌。

1. 有严重高血压、心脏病、糖尿病、癫痫病的患者。
2. 植入起搏器等电子设备者。
3. 体内有骨钉等金属及导电材料的局部。
4. 结核病的局部，如骨结核、乳腺结核。
5. 眼部仅限在眼眶周围灼灸。
6. 一个月内接受过或有可能在治疗后接受阳光暴晒者。
7. 口中有金属牙等导电异物，用棉球隔离皮肤与金属。
8. 治疗部位有严重感染、开放性伤口者。
9. 有牙周炎，假牙做完后有短暂酸胀感。
10. 其他灸、热疗禁忌证者。

二、功率的调节

功率应先小后大，程度先轻后重，使患者逐渐适应，防止烫伤。靠近延脑、脊髓等部位使用灼灸刺激时，功率宜小。体质虚弱，气血亏损者，功率不宜过大。

如在胸部、四肢末端皮薄而多筋骨处，功率宜小；在腰腹部、肩及两股等皮厚而肌肉丰满处，功率可适当调大。

病情如属沉寒痼冷、阳气欲脱者，功率宜大；若属外感、痈疽痹痛，则应掌握适度，以功率小为宜。

凡体质强壮者，功率可大；久病、体质虚弱、老年和小儿患者，功率宜小，以防烫伤。

治疗后患者应缓慢起身，以防头晕。

灸后有口鼻干燥者，可饮用100-150 mL温开水缓解。

三、异常情况处理

1. 晕　灸

若在治疗过程中，患者突然出现头晕目眩、面色苍白、心慌气短、倦怠乏力、恶心欲呕、身出冷汗，应立即停止，使患者头低位平卧，注意保暖，先确认心率、呼吸及肢体反应是否有异常。轻者一般休息片刻，或饮温开水后即可恢复；重者可掐按人中、内关、足三里即可恢复，必要时配合其他急救措施；严重时及时就医。

2. 烫　伤

立即停止，并用凉水湿敷或浸泡伤区。注意创面清洁和干燥，如有水疱形成不必处理，大水疱可用消毒针抽吸，局部保持清洁干燥，并覆盖清洁的纱布防止创面暴露，严重者送医。

3. 热过敏

有局部或全身过敏性皮疹者,应立即停止治疗。

4. 其 他

出现强烈疼痛,如胸痛、强烈头痛或强烈腹痛应立即停止并送医。

参考文献

[1] 高忻洙,胡玲主编.中国针灸学词典[M].南京：江苏科学技术出版社,2010.

[2] 江枫.务实创新 肿瘤热疗创新技术获突破性进展——访清华大学医学物理与工程研究所赵凌云[J].中国发明与专利,2011（11）：112.

[3] 希波克拉底.希波克拉底文集[M].赵洪钧,译.北京：中国中医药出版社,2007.

后 记

本书完成之时，恰逢大型电视剧《大宋宫词》首播，该剧的开局就是灸。这使我想起《宋史·太祖纪三》中的记载："太宗尝病亟，帝往视之，亲为灼艾。太宗觉痛，帝亦取艾自灸。"即"艾灸分痛"的千古佳话。这也证实了当时用的是直接灸灼烧皮肤，因为间接灸是没有什么痛苦的。

灸从最初的诞生就是将燃烧的热能导入人体，并产生相应的治疗作用。随着时代的发展和科技的进步，现代电子、射频技术已经能无伤害地将大量的热能导入人体，还原了"灸灼"本质。

为了让读者能够更深入地了解、应用灼灸术，我们制作了相关的视频，读者可免费观看。

最后衷心地感谢恩师田从豁教授以及给予本书指导的老师和同仁。